FACULTÉ DE MÉDECINE DE MONTPELLIER

DE L'ENSEIGNEMENT

DE

L'HISTOIRE DE LA MÉDECINE

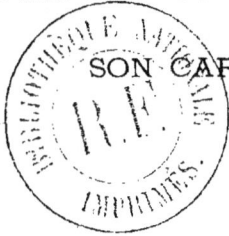

SON CARACTÈRE & SON BUT

PAR

A. CASTAN

CHARGÉ DU COURS D'HISTOIRE DE LA MÉDECINE A LA FACULTÉ DE MÉDECINE
DE MONTPELLIER.

MONTPELLIER & CETTE

TYPOGRAPHIE ET LITHOGRAPHIE DE BOEHM & FILS
IMPRIMEURS DE L'ACADÉMIE DES SCIENCES ET LETTRES
ÉDITEURS DU MONTPELLIER MÉDICAL.

—

1874

DE L'ENSEIGNEMENT

DE

L'HISTOIRE DE LA MÉDECINE

SON CARACTÈRE ET SON BUT.

Première Leçon du Cours d'Histoire de la Médecine.

MESSIEURS,

Il fut un temps, vous le savez, où le principe d'autorité régnait souverainement dans la science, où les esprits étaient courbés sous le joug d'Aristote et de Galien; alors, dans les Écoles, on se bornait à enseigner avec respect les doctrines de ces Maîtres; on étudiait, on commentait sans cesse leurs ouvrages: l'étude de la médecine se confondait ainsi avec celle de l'Histoire de notre science. Mais plus tard les esprits s'émancipèrent : on sentit le besoin d'observer, de contrôler soi-même les faits; on ne voulut plus jurer sur la parole du maître, et, par une réaction à laquelle il fallait s'attendre, le principe d'autorité s'affaiblit de plus en plus, le respect pour les anciens disparut; et, par une conséquence toute naturelle, l'enseignement de l'Histoire de la médecine se trouva complètement supprimé. Il y a à peine quelques années, il n'existait pas en France une seule chaire où l'on pût venir apprendre comment s'était constituée notre science, étudier les phases diverses par lesquelles elle était passée.

Cependant le goût des études historiques n'avait pas complètement disparu; on finit par comprendre qu'il était bon de rappeler aux hommes de notre génération que la médecine n'était pas une science née d'hier; qu'elle avait, elle aussi, son passé et ses traditions. Une chaire d'Histoire de la médecine fut d'abord créée au Collège de France, puis à la Faculté de médecine de Paris, et enfin aujourd'hui, grâce au zèle et au dévouement de notre doyen M. Bouisson, pour les intérêts qui lui sont confiés, un cours semblable est institué dans notre Faculté. Je sens profondément tout l'honneur que m'a fait M. le Ministre de l'Instruction publique en me désignant pour inaugurer cet enseignement; mais je comprends aussi toutes les difficultés de la tâche qui m'incombe, et ce n'est pas sans une profonde émotion que j'aborde aujourd'hui devant vous l'examen des graves questions dont la solution m'est confiée. Aussi ai-je besoin de compter sur votre bienveillance, sur votre concours; permettez-moi d'espérer qu'ils ne me feront pas défaut.

Je voudrais, dans ce premier entretien, vous faire comprendre l'utilité de l'enseignement de l'Histoire de la médecine. Il existe en effet une École qui, enorgueillie par les nombreuses et magnifiques découvertes que nous devons aux temps modernes, pense que la médecine peut se passer du secours de la tradition; qu'elle ne doit se constituer qu'à l'aide des procédés nouveaux que la science contemporaine met à sa disposition : c'est contre les dangers d'une semblable conception que je voudrais vous mettre en garde. La tâche me sera aisée, car si je compte dans les rangs de mes adversaires des hommes dont je suis le premier à reconnaître la haute valeur, je trouve pour alliés des savants d'une autorité au moins égale : Freind, Sprengel, Leclerc, Cabanis, Dezeimeris, Renouard, Daremberg, MM. Anglada, Kuhnholtz, et tant d'autres, qui tous vous apprendront à respecter la tradition, qui tous vous répéteront, avec M. Littré : «La science de la médecine, si elle ne veut pas être rabaissée au rang de métier, doit s'occuper de son histoire, et soigner les vieux monuments que les temps passés lui ont légués. »

Pourquoi faut-il donc que la médecine s'occupe de son histoire? quelle est l'utilité d'une semblable étude? C'est ce que nous devons maintenant examiner.

Tout d'abord, je me place sur le terrain de mes adversaires, et, voyant l'importance qu'ils attachent à la connaissance des faits, je me demande si l'Histoire de la médecine ne pourrait pas nous donner de ces faits une notion plus exacte et plus complète. Or, pour moi, la réponse ne saurait rester un seul instant douteuse, et j'affirme qu'en nous faisant assister au développement de notre science, en nous montrant comment les faits qui la constituent ont pris peu à peu la place qui leur revient, l'histoire nous apprend par cela même à les mieux connaître. Ainsi, Messieurs, supprimez un instant par la pensée tout ce que les anciens ont écrit sur la grande classe des fièvres; consultez uniquement les données de la science moderne, et elles vous apprendront que toutes les fièvres graves se résolvent en une seule et même entité: la fièvre typhoïde. Parcourez, au contraire, les auteurs anciens ; étudiez les relations que nous ont laissées Hoffmann, Grant, Tissot, Sennert, Bianchi, Finke, Pringle, Baglivi, Sydenhan, Sarcone, Sims, Stoll, Rœderer et Wagler, et vous verrez combien sont nombreuses les espèces fébriles qui peuvent revêtir ce caractère de gravité qu'on ne veut plus accorder de nos jours qu'à la seule fièvre typhoïde. L'histoire, vous le voyez, redresse donc ici l'erreur de la science moderne.

Mais pourquoi choisir des exemples, quand tout nous montre que, sans l'histoire, notre science reste forcément incomplète, puisque sans elle nous ignorons les caractères divers et variables que les états morbides ont revêtus selon les temps et les lieux ? On a fait à notre science de grands reproches de ses variations; on a voulu la rabaisser, parce qu'elle ne pouvait pas présenter un degré de certitude égale à celle que possèdent les sciences mathématiques. Eh bien! Messieurs, ne cherchons pas à échapper aux arguments de nos adversaires par de vains subterfuges; reconnaissons au contraire bien vite et bien haut toute leur vérité, et soyons les premiers à affirmer qu'en effet les systèmes, les méthodes thérapeutiques ont subi dans tous les temps des modifications profondes.

Mais pourquoi ces changements? Ah! certes, loin de moi la pensée de nier que l'esprit humain ne se soit souvent laissé entraîner à des aberrations singulières; mais il faut bien aussi que je reconnaisse que les variations qu'on nous a tant reprochées tenaient plus d'une fois aux modifications que présentaient les maladies elles-mêmes. Ah! ce n'est pas notre faute si dans la vie tout est contingent et variable, si nous subissons l'influence des milieux qui nous environnent, si les révolutions sociales, aussi bien que les changements de l'atmosphère, exercent sur nous une action à laquelle il nous est impossible de nous soustraire. Un axiome mathématique restera toujours identique à lui-même: une pneumonie, une méningite, varieront selon les temps aussi bien que selon les lieux.

Parcourez en effet la longue série des épidémiographes, de tous ces médecins observateurs qui étudiaient, avec une sagacité et un tact admirables, les constitutions médicales sous lesquelles ils vivaient, et vous serez étonnés de l'infinie variété que vous trouverez dans les descriptions qu'ils nous ont laissées. Or, je ne puis supposer que tous ces grands Maîtres dans l'art d'observer aient été aveuglés par l'esprit de système, l'*Idola specûs* de Bacon. J'affirme que si leurs descriptions ont varié, c'est que les maladies se présentaient à eux avec des caractères différents : ils pouvaient bien avoir leurs théories, mais assurément, selon le précepte de Baglivi, ils savaient, au lit du malade, oublier leurs chimères et s'en tenir à la simple observation des faits. Non, Baillou, Sydenham, Stoll, Pringle, Sims, Lepecq de la Clôture et tant d'autres que je pourrais citer ne se sont pas trompés ; nous en avons pour garant leur génie d'observation, dont ils nous ont laissé les preuves les plus éclatantes. Les constitutions médicales sous lesquelles ils observaient, changeaient, et ils décrivaient ce qu'ils voyaient : voilà tout simplement ce qu'il faut reconnaître.

Et de nos jours, du reste, n'avons-nous pas assisté à une modification semblable ? Vous savez en effet que la méthode thérapeutique de Broussais consistait dans l'abus des émissions sanguines ; sa doctrine l'y poussait, je le reconnais ; mais croyez-vous qu'il eût pu saigner à outrance ses malades, si la nature de la constitution médicale ne le lui eût permis ? Sylva, lui aussi, prodiguait les émissions sanguines ; n'est-ce pas lui qui s'écriait : «Petite vérole, je t'accoutumerai bien à la saignée »! et cependant ses varioleux succombaient, et la maladie résistait à sa thérapeutique meurtrière. Eh bien ! si Broussais a pu persévérer dans son mode de traitement, s'il a réuni autour de lui des adeptes nombreux, s'il a pu devenir chef d'école, c'est qu'il a évidemment trouvé dans le caractère des maladies qu'il traitait un appui solide pour sa doctrine. Laissons maintenant s'écouler quelques années, et arrivons à la période contemporaine: que voyons-nous? Les émissions sanguines sont à peu près abandonnées, à tel point qu'un de nos collègues les plus distingués de Paris a pu dire que de nos jours une saignée était un événement [1]! Pensez-vous que ce soit là simplement le fruit des variations de l'esprit humain? supposez-vous que d'autres vues théoriques nous guident, que des systèmes préconçus nous aveuglent; en un mot que, comme au temps de Molière, nous ayons changé toutes choses? Ah !

---

[1] Michel Peter; *Clinique médicale*, tom. I.

Messieurs, s'il en était ainsi, nous ne mériterions que trop les sarcasmes que dans tous les temps on a répandus contre la médecine et les médecins. Mais non, la cause de nos variations n'est pas là : si nous avons modifié notre thérapeutique, c'est que, pour des causes que nous n'avons pas à rechercher en ce moment, notre constitution médicale s'est encore une fois transformée. Or, Messieurs, qui nous apprendra à connaître les modifications qu'ont si souvent subies et que peuvent par conséquent encore subir les maladies, si ce n'est la méditation des auteurs qui nous ont précédés, l'étude des observations nombreuses qu'ils nous ont laissées ?

Sydenham, malgré son génie, était obligé d'avouer qu'au début d'une épidémie il restait souvent incertain sur la nature de la maladie et le traitement à lui opposer. Mieux instruit des caractères des épidémies antérieures, il aurait vu peut-être ses doutes disparaître, et sa thérapeutique eût été dès le début parfaitement assurée. J'avais donc raison quand j'affirmais tout à l'heure que l'histoire nous est indispensable pour compléter les notions que nous donne l'observation.

Écoutez du reste ce que pense M. Daremberg sur ce sujet ; son opinion mérite d'être citée : « Les observations en médecine, dit-il, ne ressemblent pas aux observations en physique ou en chimie ; dans ces deux dernières sciences, les phénomènes, parfaitement définis et fixes, se reproduisent à volonté ; au contraire, en médecine, les phénomènes organiques, physiologiques ou morbides, portent trop fortement l'empreinte des lieux, des temps, des races, des tempéraments, des saisons, des circonstances de toute nature ; ils sont trop incessamment modifiés par les mouvements de la vie, pour que l'observation d'aujourd'hui ressemble exactement à l'observation d'hier. On ne peut ni créer de toutes pièces une pneumonie, ni se flatter d'en voir deux cas identiques ; nous ne sommes pas maîtres du terrain, et pour qu'il ne manque pas absolument sous nos pas, il faut avoir, non pas la prétention de tout refaire chaque jour, mais la volonté ferme de profiter de l'expérience du temps passé, en la soumettant à un contrôle sévère [1]. »

Nous venons de voir de quelle utilité peut nous être l'Histoire de la médecine pour l'étude et la connaissance des faits. Mais notre œuvre n'est pas achevée ; vous savez en effet que de ces faits il faut déduire les principes généraux constitutifs de notre science. Or, ce n'est pas là chose aisée, et l'histoire nous montre même que c'est assurément le point le plus délicat de notre tâche. Des esprits éminents ont cherché à résoudre ce problème ; beaucoup, hélas ! ont succombé devant les difficultés qu'ils ont rencontrées. C'est ainsi que sont nés ces innombrables systèmes qui tour à tour se sont succédé à travers les âges, et qu'il appartient à l'histoire de nous faire connaître.

Mais l'histoire ne doit pas se borner à nous tracer le tableau des théories plus ou moins hypothétiques qui dans tous les temps ont envahi notre science. Il faut qu'elle nous instruise, qu'elle nous indique la doctrine que nous devrons choisir. Cette doctrine, je ne crois pas devoir encore vous la faire connaître ; quelle autorité aurais-je en effet, aujourd'hui, pour vous l'imposer ? C'est avec vous que je désire la chercher ; nous étudierons ensemble les systèmes ; nous nous instruirons par leurs erreurs, nous verrons aussi quels sont les dogmes qui ont survécu aux révolutions des âges : alors seulement nous pourrons nous décider les uns et les autres en toute connaissance de cause ; alors seulement je me sentirai le droit de vous dire : Voilà mon drapeau, acceptez-le.

---

[1] Daremberg ; *Histoire des sciences médicales.* Paris, 1870, tom. I, pag. 8.

Toutefois, il est certains enseignements que je puis dès maintenant faire ressortir, sans avoir à craindre de gêner en aucune manière votre liberté d'examen. Ainsi, nous savons que dans la plupart des systèmes, à côté d'erreurs fondamentales, on trouve cependant des vérités utiles à retenir. L'histoire, qui a pu juger ces systèmes à leurs œuvres, nous apprendra ce que nous devons rejeter, ce qu'il faudra conserver. Je vous ai déjà parlé de Broussais; à Dieu ne plaise que je veuille vous engager en quelque mesure à suivre docilement ses doctrines! Mais je ne dois pas cependant vous laisser supposer que tout est faux et dangereux dans ce système. Ainsi, si je ne puis vous conseiller de suivre aveuglément le réformateur du Val-de-Grâce quand il vous prescrit de vous attacher avant toutes choses à l'étude des altérations organiques, il faut cependant que je vous montre les enseignements que ce principe apporte avec lui. Ne voyez-vous pas en effet qu'il nous a forcés à mieux étudier les lésions anatomiques, à mieux écouter, pour parler le langage de Broussais lui-même, le cri de l'organe souffrant? Je ne voudrais pas davantage vous conseiller de souscrire à tous les principes posés par l'animisme, mais me démentirez-vous quand j'affimerai que le dogme de la faculté médicatrice, un des principaux de la théorie de Stahl, est d'une utilité pratique incontestable?

C'est qu'en effet, ainsi que l'a si bien exprimé M. le Prof. Anglada, «des systèmes, quelle que soit leur valeur réelle, ne périssent jamais tout entiers; ils laissent toujours dans la science la part de vérité qu'ils ont apportée avec eux: c'est précisément cette part de vérité qu'il faut demander aux Écoles diverses, pour approcher de la vérité absolue autant qu'il est donné à l'homme d'y prétendre. Mais on ne peut rassembler ces membres épars et les réunir dans un système unitaire, sans invoquer le bénéfice de tous les travaux accomplis depuis l'origine de la science. De quel droit serions-nous réduits à nos propres forces, lorsque nous pouvons appeler à notre aide Hippocrate et Themison, Stahl et Van Helmont, Barthez et Bichat[1] ? »

Mais ce n'est pas seulement par l'étude des vérités que les systèmes ont pu conserver que l'histoire nous instruit ; elle nous est peut-être encore plus profitable en nous montrant le spectacle des erreurs, des exagérations qu'ils renferment. Elle devient ainsi, selon les expressions d'un critique distingué, M. Guardia, un excellent préservatif contre les séductions des systèmes les plus autorisés en apparence, contre les plus brillantes théories. Vous verrez le solidisme, l'humorisme, le méthodisme, le vitalisme, l'animisme et bien d'autres doctrines se disputer vos préférences. Si vous hésitez sur le choix à faire, l'histoire viendra et vous dira les vicissitudes de ces diverses théories ; elle vous montrera les unes s'affirmant, se développant à chaque découverte de la science, les autres tombant et disparaissant devant de nouveaux faits inconnus de nos prédécesseurs ; elle vous fera connaître les causes de l'affermissement des premières, de la disparition, de la chute des secondes ; ainsi elle éclairera votre décision, et vous montrera la voie dans laquelle vous devrez marcher.

Vous comprenez dès-lors l'importance des services que l'Histoire de la médecine est appelée à nous rendre ; cette importance est en raison directe de la nécessité où nous sommes de posséder une bonne doctrine médicale pour nous guider dans l'étude des phénomènes de la vie. C'est là un point sur lequel je ne crois pas devoir insister ; car, quoi qu'en pense une certaine École qui se fait honneur de professer le plus grand mépris pour les généralisations, et qui prétend n'avoir de culte que pour le fait, cette

---

[1] Anglada ; *Quels sont les avantages de la connaissance de l'Histoire de la médecine pour la médecine elle-même ?* Thèse de concours, Montpellier, 1850, pag. 16.

nécessité s'impose à nous. L'esprit humain ne peut en effet se dérober à cet impérieux besoin qu'il éprouve de raisonner, de généraliser ; il faut qu'il se sente dominé par une doctrine quelconque. «Il est impossible, a dit un Maître éminent, qu'un praticien soit dépourvu de toute théorie. C'est un axiome qui n'a pas besoin de démonstration.» Et M. Bouillaud avait parfaitement raison, car, quoi que nous pensions, quoi que nous voulions, nous sommes toujours les esclaves d'un système.

Du reste, Messieurs, vous vous convaincrez bientôt vous-mêmes que l'intérêt que l'on trouve à s'appuyer sur une bonne doctrine médicale n'est pas seulement spéculatif, mais qu'il est aussi, j'allais dire qu'il est avant tout pratique. Laissez-moi vous citer encore ces paroles de M. Anglada, qui vous démontreront, mieux que je ne saurais le faire, la vérité de cette assertion: « Parcourez, dit le savant Professeur, l'histoire des systèmes qui se sont tour à tour emparés de la médecine : vous n'en trouverez pas un seul qui n'ait la prétention d'apprendre à mieux guérir les maladies en apprenant à les mieux connaître. L'opinion qu'ils formulent sur la nature des changements opérés par l'état morbide préjuge, par une nécessité logique, le caractère des modifications que l'art doit provoquer pour rendre à l'homme souffrant le libre exercice de ses fonctions et de ses organes. Qu'on vous dise quelle est la pathologie d'un système, vous en saurez assez pour connaître sa thérapeutique[1].» Voulez-vous des exemples à l'appui de cette opinion; voyez d'abord le naturisme. Pensez-vous qu'il ait besoin d'une thérapeutique aussi active, aussi turbulente que l'organicisme? L'un place toute sa confiance dans la nature médicatrice, surveille assurément ses actes, mais se garderait bien, par une intervention inopportune, de contrarier

---

[1] Anglada; *De l'importance d'une bonne doctrine médicale pour la thérapeutique*. Montpellier, 1856, pag. 4.

la marche des actes médicateurs. L'autre, au contraire, qui ne voit dans la maladie que la lésion de l'organe, se tient toujours prêt à agir, et sa thérapeutique sera d'autant plus compliquée que les altérations qu'il découvrira seront plus nombreuses et plus profondes. Voyez encore Brown et Rasori: leur thérapeutique n'est-elle pas en parfaite harmonie avec leur théorie? Concluons donc qu'en médecine, comme ailleurs, les actes sont d'accord avec les sentiments; à nous de ne négliger aucun des moyens que la science met à notre disposition pour éclairer notre foi scientifique.

Enfin, Messieurs, pour vous convaincre de l'utilité de l'enseignement de l'histoire, faut-il encore que je vous la montre nous donnant de l'état de la science la connaissance la plus complète possible, et par conséquent nous indiquant ses desiderata, nous désignant les points faibles qu'il faut fortifier, les lacunes que nous devons combler? Mais j'aime mieux croire que ma cause est gagnée, que votre conviction est faite, et je vous demande la permission de ne pas insister.

Aussi bien, Messieurs, ce n'est pas sans un certain sentiment de tristesse que je me laissais aller à cette démonstration. Oui, l'Histoire de la médecine m'apparaît, et, je l'espère, vous apparaît maintenant comme possédant les caractères de l'utilité la plus incontestable. Mais n'ai-je pas à me reprocher d'avoir voulu accumuler les preuves à l'appui de ma thèse? Devais-je donc supposer que vous seriez incapables de vous passionner pour une étude dont je ne vous aurais pas démontré l'utilité pratique? serait-il donc vrai qu'en toutes choses vous ne voudriez voir que le but à atteindre, le résultat à obtenir? Non, Messieurs, laissez-moi supposer que je me suis trompé, que vous savez aimer le travail pour lui-même et les satisfactions morales qu'il

donne ; laissez-moi croire que le spectacle du magnifique développement de la médecine, de son influence sur les autres sciences,
suffira à vous captiver ; la science, du reste, vous le savez, n'est
pas ingrate. Montesquieu disait qu'il n'avait jamais eu de cha-
grin qu'une heure de lecture n'eût dissipé ; vous aussi, si vous
savez donner à la science ce qu'elle réclame de vous, vous trouverez la récompense des sacrifices que vous lui aurez faits.

Étudiez, par exemple, le développement de la médecine ;
voyez-la prenant naissance, comme dit Fouquet, dans l'expres-
sion active de cette touchante sensibilité, de ce sentiment puissant
qui, sans délibération, entraîne, transporte l'homme vers l'homme
souffrant, et s'identifie avec lui; puis, s'affirmant avec Hippocrate, se développant à travers la longue suite des âges, et nous
présentant enfin le magnifique spectacle des découvertes contem-
poraines; suivez-la à travers ses révolutions, contemplez ses progrès, et dites-moi si vous ne vous sentirez pas encore plus attirés
vers cette science que vous voulez faire profession d'aimer et de
servir ; dites-moi si vous ne comprendrez pas alors la vérité de
ces paroles de M. Daremberg, que je vous demande la permission de citer : « S'il n'y avait, dans l'enseignement de l'Histoire de
la médecine, d'autre intérêt que de montrer aux élèves cet impo-
sant spectacle du développement continu de la science depuis les
temps les plus reculés jusqu'à nos jours, l'utilité d'un tel enseignement serait déjà pleinement justifiée [1] ».

Étudiez ensuite les travaux de tous ces Maîtres dont l'histoire a recueilli précieusement les noms: des Galien, des Celse,
des Baillou, des Sydenham, des Harvey, des Stoll et de tant
d'autres, et dites-moi si vous ne vous sentirez pas saisis d'admi-
ration devant l'Œuvre immense qu'ils ont pu accomplir.

Examinez encore les rapports qui dans tous les temps ont ratta-

---

[1] Daremberg; *loc. cit.*, tom. I, pag. 8.

ché la médecine aux autres sciences, particulièrement à la philosophie, et vous serez certainement frappés de voir combien sont étroits les liens qui unissent entre elles ces différentes branches de nos connaissances. Descartes, par exemple, n'est pas seulement des nôtres parce qu'il a publié un *Traité de l'homme* ou un travail sur la *Formation du fœtus*; il nous appartient surtout parce qu'il a créé une méthode, parce que, qu'on le veuille ou non, son génie plane au-dessus de toutes les sciences, parce que son influence puissante s'est partout fait sentir. Bacon ne saurait davantage nous rester étranger ; ne lui avons-nous pas emprunté ses principes, et sa méthode inductive n'est-elle pas la règle constante de nos recherches, de nos travaux ?

Mais poursuivez toujours, demandez-vous quelle influence la médecine a pu exercer autrefois sur les lettres, et vous vous convaincrez que dans tous les temps la médecine a prêté un précieux appui à la littérature, qu'elle a toujours favorisé son développement. « Les médecins, disait Prunelle, l'ancien professeur de médecine légale et d'Histoire de la médecine de notre Faculté, ont toujours été lettrés et savants, et c'est surtout dans les temps de barbarie que tout ce qui subsiste de connaissances ou de goût ne se retrouve que chez eux[1] » .

Enfin, Messieurs, douteriez-vous encore des rapports qui unissent la médecine aux grands mouvements sociaux qui agitent les peuples ? Mais alors écoutez un de vos maîtres, M. Boyer, vous disant que « notre histoire marche parallèlement à celle de la civilisation, suit ses destinées à toutes les périodes, en reflète l'esprit, le caractère, toutes les circonstances, subit son action et la lui fait sentir à son tour[2] ». Lisez surtout l'admira-

---

[1] Prunelle; *De l'influence exercée par la médecine sur la renaissance des lettres*. Montpellier, 1807, pag. 61.

[2] Boyer; Art. HISTOIRE DE LA MÉDECINE du *Dictionnaire encyclopédique des sciences médicales*, pag. 3.

ble *Histoire de la médecine* de Sprengel, qui malgré ses imperfections reste encore le plus grand monument élevé à cette partie de notre science, et vous verrez combien grande a été l'influence que dans toutes les époques l'état moral et politique, aussi bien que les croyances religieuses des peuples, ont exercée sur la marche de la médecine.

Ah ! si vous ne pouviez être séduits par l'attrait d'une pareille étude, je n'oserais vous accuser, car je sens que moi seul devrais porter la responsabilité de votre indifférence, et je me reprocherais de n'avoir pas su trouver les moyens de vous faire comprendre tout l'intérêt de la science que je suis chargé de vous enseigner.

Vous devez maintenant comprendre l'idée qu'il faut se faire de l'enseignement de l'Histoire de la médecine. Il n'en est pas de plus vaste, car il ne doit pas plus négliger l'étude des faits particuliers que celle du développement général de la science. Il en est de notre histoire comme de celle des peuples, qu'on ne saurait bien comprendre qu'à la condition de prêter une égale attention, et aux faits particuliers de leur vie et à la marche générale de leur civilisation. Écoutez en effet ce qu'a écrit sur ce dernier sujet un historien dont vous ne sauriez suspecter le témoignage, et vous verrez si l'on ne doit pas être frappé du rapport qui unit les deux enseignements : « On parle beaucoup, et avec raison, dit M. Guizot, de renfermer l'histoire dans les faits, de la nécessité de raconter : rien de plus vrai ; mais il y a bien plus de faits à raconter, et des faits bien plus divers qu'on n'est peut-être tenté de le croire au premier moment : il y a des faits matériels visibles, comme les batailles, les guerres, les actes officiels des gouvernements; il y a des faits moraux, cachés, qui n'en sont pas moins réels ; il y a des faits individuels qui ont un nom propre ; il y a des faits généraux, sans nom, auxquels il est impossible d'assigner une date précise, qu'il est impossible de renfermer dans des limites rigoureuses, et qui n'en sont pas moins des faits historiques qu'on ne peut exclure de l'histoire sans la mutiler. La portion même qu'on est accoutumé à nommer la portion philosophique de l'histoire, les relations des événements, le lien qui les unit, leurs causes et leurs résultats, ce sont des faits, c'est de l'histoire, tout comme les récits des batailles et des événements visibles. Les faits de ce genre, sans nul doute, sont plus difficiles à démêler, on s'y trompe plus souvent ; il est malaisé de les animer, de les présenter sous des formes claires, vives ; mais cette difficulté ne change rien à leur nature, ils n'en font pas moins partie essentielle de l'histoire. La civilisation est un de ces faits-là : fait général, caché, complexe, très-difficile, j'en conviens, à décrire, à raconter, mais qui n'en existe pas moins, qui n'en a pas moins droit à être décrit et raconté [1]. »

Ce sont ces paroles qui m'ont inspiré dans l'exposé que je viens de rapidement esquisser devant vous. Si vous partagez ma manière de voir, si vous croyez que mon programme embrasse suffisamment toutes les parties de la science que nous devons étudier ensemble, vous ne serez plus surpris de l'importance que je donne à cet enseignement.

Mais il ne nous suffit pas de vous avoir démontré l'utilité, ou mieux la nécessité de l'enseignement de l'Histoire de la médecine. Une seconde question, non moins importante, se pose maintenant devant nous : Quelle méthode suivrons-nous ? au milieu des matériaux immenses dont nous serons encombrés, comment faire un choix ? dans quel ordre vous présenter les faits

---

[1] Guizot; *Histoire de la civilisation en Europe*, Paris, Victor Masson, 1851, pag. 7.

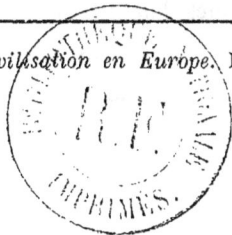

nombreux que nous trouverons sur notre route ? C'est ce que je dois maintenant examiner avec soin.

Si j'ai bien compris la mission qui m'est confiée, je dois, laissant de côté l'étude et le commentaire des textes, vous montrer le développement de la médecine, et, par l'étude des vérités découvertes aussi bien que des erreurs commises en différents temps, vous amener à connaître la meilleure méthode pour étudier notre science, les principes qui doivent vous guider dans la pratique de notre art.

Or, trois méthodes s'offrent à nous pour atteindre ce but. Nous pouvons en effet étudier les hommes, les faits ou les systèmes.

Dans la première de ces méthodes, on cherche à éclairer la marche de la science par le récit de la vie des grands hommes qui ont servi à ses progrès. On comprend que cette manière d'envisager l'Histoire de la médecine ait séduit certains auteurs désireux de faire apprécier l'influence personnelle d'Hippocrate, de Galien, de Paracelse, de Van Helmont, de Stahl, etc.; nous avouons même que ce n'est pas sans émotion que nous aurions fait revivre devant vous ces grandes figures devant lesquelles, à quelque doctrine que l'on se rattache, on est obligé de s'incliner ; mais cette méthode n'avait-elle pas ses écueils et ses dangers? ne devait-elle pas forcément nous entraîner dans des détails biographiques qui pouvaient nous éloigner du but que nous devons poursuivre? ne risquions-nous pas d'oublier les principes pour les hommes?

Nous l'avons craint, et dès-lors nous avons dû nous demander s'il ne serait pas préférable de nous attacher au développement des faits, des vérités elles-mêmes, en ne nous occupant que secondairement des hommes qui les avaient découvertes. Ici encore bien des motifs nous engageaient à entrer dans cette voie. Étudier une maladie telle qu'elle a été comprise la pre-

mière fois où son existence a été découverte; examiner les opi-
nions diverses qu'on a pu se faire, à travers les âges, de sa nature,
et conclure à son véritable caractère; porter notre attention sur
les grandes épidémies, sur les maladies éteintes et nouvelles;
rechercher les modifications que les affections morbides ont pu
présenter dans le long espace des siècles : n'y avait-il pas là bien
des sujets dignes d'appeler notre attention? Mais ici encore des
objections se dressaient devant nous : N'avions-nous pas en effet
à craindre de nous oublier dans l'interprétation des textes, ou
bien, si nous voulions éviter cet écueil, de nous en tenir aux
seules généralités que l'on trouve dans tous les traités de pathologie médicale? N'étions-nous pas enfin amené à négliger
l'étude des systèmes, dont l'importance ne saurait être contestée?
Par ces divers motifs, nous n'avons pas cru devoir suivre cette
voie, et nous nous sommes décidé à adopter la troisième méthode
que nous vous avons indiquée.

Les systèmes, en effet, sont l'œuvre des hommes, et ils repo-
sent sur les faits ; leur étude nous permet par conséquent d'arriver
à une notion aussi complète que possible, d'abord des faits eux-
mêmes, ensuite des hommes et de leurs doctrines; en d'autres
termes, elle nous fait assister au développement complet de la
science. Choisissez, par exemple, entre toutes les théories, une
de celles qui dans tous les âges a eu le plus de retentissement,
l'Humorisme, et voyez si son étude ne répond pas parfaitement
au but que nous nous proposons. Tout d'abord, nous avons à
nous demander par quelles phases est passée cette doctrine,
depuis le jour où Hippocrate lui donnait pour fondement les altérations des quatre humeurs qu'il regardait comme fondamentales
dans le corps humain, jusqu'à l'époque actuelle, où nous la
voyons s'appuyer sur cette admirable étude des liquides de l'éco-
nomie qui se poursuit encore sous nos yeux; et ainsi, appren-
nant à laisser de côté toutes les hypothèses anciennes, nous

sommes amenés à examiner le véritable rôle qui appartient aux humeurs dans la constitution des maladies. Puis, étudiant les faits particuliers que nous rencontrons sur notre chemin, nous trouvons, au milieu de rêveries sans nombre, bien des vérités, telles que le dogme des évacuations critiques, que nous sommes heureux de pouvoir conserver. De même, si nous avions à apprécier l'Animisme, nous verrions que dans cette doctrine, à côté de théories dangereuses qu'il faut savoir repousser, il reste encore bien des dogmes que nous devons accepter. Ainsi, je ne voudrais pas vous engager à croire, avec Stahl, que l'âme seule est la cause de tous les phénomènes qui se passent dans le corps humain ; mais s'il s'agit de reconnaître la vérité des principes du chef de l'animisme, quand il affirme l'existence d'une faculté médicatrice capable de diriger les maladies vers une solution favorable, de réparer les désordres produits par des causes extérieures, alors je m'incline, et j'admets, en le modifiant, ce dogme au nombre des principes fondamentaux de l'art de guérir.

Ainsi, vous le voyez, par l'étude que nous ferons des divers systèmes, de leurs erreurs et de la part de vérité qu'ils renferment, nous apprendrons à connaître les véritables principes sur lesquels repose notre science, et il nous sera peut-être permis alors de conclure que, malgré ses lacunes et ses imperfections, la médecine est véritablement constituée.

Ces derniers mots vous étonneront peut-être, et je ne serais pas surpris que déjà quelques-uns d'entre vous fussent prêts à m'accuser de chercher à immobiliser la science, de vouloir arrêter tout progrès. Ah ! vous vous tromperiez étrangement. Oui, je crois que la médecine est constituée, qu'elle est en possession de ses principes, de sa méthode, de son génie, pour parler le langage de F. Bérard. Mais est-ce là une raison pour que je me déclare satisfait, pour que je considère notre œuvre comme entiè-

rement achevée, pour que je prétende qu'il n'y a plus rien à faire?
Mais j'oublierais donc alors que notre science, depuis sa fondation,
a sans cesse marché; que son domaine s'est continuellement accru!
Non, Messieurs, ne craignez pas que je veuille fermer la porte
au progrès; j'affirme que la médecine doit encore se développer,
et je vous convie à porter vous-mêmes votre pierre à l'édifice,
toujours inachevé, toujours capable de s'élever à de plus grandes
hauteurs. « Ce serait une présomption bien téméraire, disait, il y
a déjà longtemps l'historien de notre Faculté, Astruc, que de
s'imaginer d'avoir saisi le vrai et d'être arrivé à la perfection dans
une science si vaste et si difficile.» Aussi pensait-il «qu'il faut
estimer et louer tous les changements qu'on fait avec raison, qui
sont le fruit de l'étude, de l'application et des observations exac-
tes, et qui servent à rapprocher de la vérité. Changer de cette
manière, ce n'est point varier, ou du moins c'est varier d'une
manière très-avantageuse». Recherchant ensuite si l'École de
Montpellier a su comprendre et appliquer ces principes, Astruc
est heureux de voir qu'elle a toujours su marcher avec le progrès
et accepter franchement les découvertes de la science. « La pré-
vention, dit-il, la mode, la nouveauté, n'ont jamais guères eu de
pouvoir sur l'esprit de la plupart des docteurs qui l'ont compo-
sée. Mais, attentifs à perfectionner leur profession, ses Maîtres se
sont presque toujours attachés à conformer leur pratique aux
expériences et aux observations.» Aussi Astruc conclut-il qu'il
faut louer la Faculté de Montpellier de «la prudence qu'elle a
toujours eue de profiter des nouvelles découvertes que le temps
a amenées[1]».

En continuant à lire le livre d'Astruc, je trouve qu'il a encore
un autre éloge à décerner à l'École de Montpellier; mais je ne sais
si je ferais bien de vous lire ces dernières lignes, car je ne voudrais

---

[1] Astruc; *Mémoires pour servir à l'histoire de la faculté de Médecine
de Montpellier*. Paris, 1767, pag. 90.

en aucune manière diminuer la sympathie que doit vous inspirer notre illustre historien. Savez-vous en effet ce qui réjouit Astruc, ce dont il croit devoir féliciter notre Faculté? « de sa constance et de son exactitude à maintenir la sévérité de ses examens». Et il faut bien admettre que son appréciation alors était juste, car il nous raconte lui-même, dans un autre endroit de son livre, que Lazare Rivière, qui fut cependant plus tard un Maître dont notre École est fière, «fut admis au point de rigueur le 6 décembre 1610, et n'ayant pas été trouvé assez instruit, eut une queue honoraire jusqu'à Pâques de l'année suivante, c'est-à-dire qu'il ne put continuer qu'après Pâques de 1611 les autres actes subséquents pour parvenir au Doctorat[1]». Nous dirions aujourd'hui qu'il fut ajourné à dix-huit mois. Astruc serait-il aussi satisfait s'il revenait de nos jours parmi nous? Je vous laisse le soin de répondre. Mais ce que je sais, c'est qu'il serait assurément heureux de voir que la Faculté a conservé la vieille tradition scientifique des siècles passés; qu'aujourd'hui, comme autrefois, elle s'attache en même temps à conserver les dogmes sur lesquels dans tous les temps s'est appuyée la médecine, et à accueillir, sans restriction aucune, tous les véritables perfectionnements, toutes les découvertes de la science.

Nous aurons souvent, Messieurs, à vous parler de l'influence de notre École sur la marche de la médecine; nous serons toujours heureux de vous raconter son glorieux passé, et ce ne sera pas sans un certain sentiment d'orgueil (pourquoi ne l'avouerions-nous pas?) que nous vous rappellerons les services que rendirent à la science Guy de Chauliac, Rivière, Arnaud de Villeneuve, Rondelet, Laurent Joubert, Jean Varandal, Richer de Belleval, Magnol, Chirac, Fouquet, Grimaud, Bordeu, Barthez, Delpech et tant d'autres que je ne puis citer. En vous parlant d'eux,

---

[1] Astruc; *loc. cit.*, pag. 259.

je m'efforcerai surtout de ne pas oublier que noblesse oblige, et mon devoir sera de m'inspirer de leurs exemples, de vous les présenter comme modèles.

Je m'arrête, Messieurs, heureux si j'ai pu vous faire comprendre l'utilité aussi bien que les beautés de la science que nous devons étudier ensemble ; l'œuvre est grande, vous l'avez vu, et la tâche difficile. En acceptant l'honneur d'inaugurer ce nouvel enseignement dans une École où je me vois entouré de Maîtres éminents que vous avez appris à respecter et à aimer, n'ai-je pas trop présumé de mes forces ? Eh bien ! Messieurs, laissez-moi vous le dire en toute simplicité : malgré toutes les difficultés que j'entrevois, j'ai confiance. J'ai confiance, parce que j'ai foi dans l'utilité de l'œuvre que j'entreprends ; j'ai confiance, parce que je me sens décidé à me dévouer entièrement à la tâche qui m'est confiée ; j'ai confiance enfin, parce que je compte sur votre bienveillance et sur votre concours. Je ne me dissimule pas que je trouverai sur mon chemin bien des obstacles à vaincre, bien des difficultés à surmonter ; mais je sais aussi que, comme l'a dit M. Guizot : « Si en aucune chose peut-être il n'est donné à l'homme d'arriver au but, sa gloire est d'y marcher ». Cette pensée nous fortifiera les uns et les autres, et, sans découragement ni faiblesse, nous poursuivrons ensemble l'œuvre que nous venons d'entreprendre.

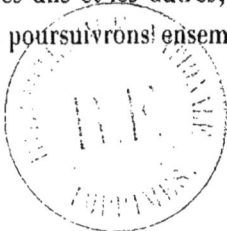

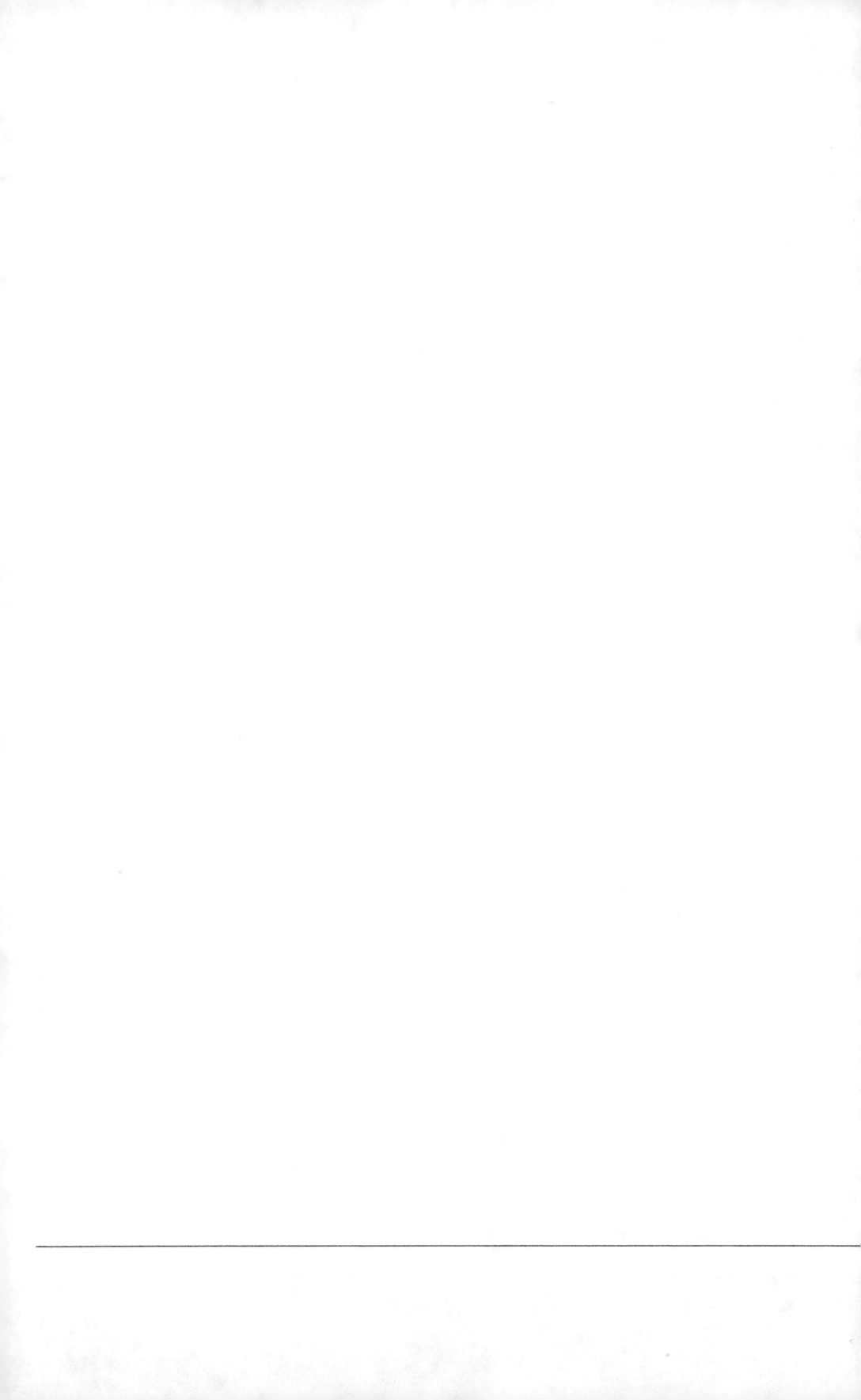

www.ingramcontent.com/pod-product-compliance
Lightning Source LLC
Chambersburg PA
CBHW060504210326
41520CB00015B/4097